AF320936

DE

L'ACIDE PHÉNIQUE

DANS LE

TRAITEMENT DES AFFECTIONS OCULAIRES

A FORME SÉCRÉTANTE

PAR

Charles DENIS

Docteur en médecine de la Faculté de Paris.

PARIS

A. PARENT, IMPRIMEUR DE LA FACULTÉ DE MÉDECINE

A. DAVY, successeur

52, RUE MADAME ET RUE MONSIEUR-LE-PRINCE, 14

1884

DE

L'ACIDE PHÉNIQUE

DANS LE

TRAITEMENT DES AFFECTIONS OCULAIRES

A FORME SÉCRÉTANTE

PAR

Charles DENIS

Docteur en médecine de la Faculté de Paris.

———

PARIS

A. PARENT, IMPRIMEUR DE LA FACULTÉ DE MÉDECINE

A. DAVY, successeur

52, RUE MADAME ET RUE MONSIEUR-LE-PRINCE, 14

—

1884

A LA MÉMOIRE DE MON PÈRE

A MON EXCELLENTE MÈRE

A MA FAMILLE

A MES AMIS

A MES MAITRES DE L'ÉCOLE DE TOURS

A M. LE DOCTEUR FIEUZAL

Médecin en chef de l'hospice des Quinze-Vingts.
Chevalier de la Légion d'honneur.

A MON PRÉSIDENT DE THÈSE

M. LE PROFESSEUR RICHET

Membre de l'Académie de médecine,
Chirurgien de l'Hôtel-Dieu,
Officier de la Légion d'honneur.

L'ACIDE PHÉNIQUE

TRAITEMENT DES AFFECTIONS OCULAIRES

A FORME SÉCRÉTANTE

AVANT-PROPOS.

En présence des résultats vraiment remarquables obtenus avec l'acide phénique dans le traitement de certaines affections oculaires, nous nous sommes attaché, pendant que nous suivions la consultation de la clinique ophthalmologique des Quinze-Vingts, à l'étude des malades soignés par l'acide phénique et nous avons pensé qu'il y aurait quelque intérêt à publier nos observations.

Avant d'aborder cette étude, qu'il nous soit permis de témoigner toute notre reconnaissance à

M. le Dr Fieuzal qui a bien voulu nous donner l'idée de ce travail. Nous ne saurions trop le remercier du bienveillant accueil qu'il nous a toujours fait et des précieuses leçons que nous avons puisées dans son enseignement.

Que M. le professeur Richet veuille bien accepter toute notre gratitude pour l'honneur qu'il a bien voulu nous faire en présidant notre thèse inaugurale.

CONSIDERATIONS GÉNÉRALES.

Après avoir vu l'acide phénique si largement employé à la clinique des Quinze-Vingts dans l'ophthalmie des nouveau-nés, dans les conjonctivites
purulentes, dans les conjonctivites granuleuses, en
un mot dans toutes les affections à forme sécrétante; après avoir suivi attentivement les malades
dont nous prenions les observations, nous avons été
étonné qu'un traitement si efficace et si peu com-
pliqué, si facile à suivre, n'entraînant jamais par
lui-même des complications, ne fût pas plus généralement répandu.

En effet, en dehors d'une thèse récemment soutenue à la Faculté de Paris, sur le traitement de

l'ophthalmie des nouveau-nés par l'acide phénique, thèse conçue et publiée en présence des résultats obtenus dans le service d'accouchements de M. Pinard, à Lariboisière, par les irrigations faites dans les yeux malades avec une solution à 1/300 d'acide phénique, nous avons en vain parcouru les thèses ou les travaux publiés dans ces dernières années sur le traitement des ophthalmies purulentes, des conjonctivites granuleuses, des affections septiques de la cornée; il n'est question qu'incidemment du traitement par l'acide phénique, si toutefois encore il en est fait mention.

Dans une thèse sur le traitement de la conjonctivite purulente grave, soutenue il y a un an à peine, l'auteur s'exprime ainsi à propos des solutions antiseptiques : « Les lavages avec les solutions antiseptiques sont d'une réelle utilité dans les conjonctivites qui s'accompagnent d'une suppuration abondante, ils diminuent la sécrétion purulente mais ne constituent qu'un moyen adjuvant du traitement. »

En retour, il fait l'éloge du traitement par les cautérisations avec la solution de nitrate d'argent répétées toutes les douze heures; traitement qui serait d'après lui le seul sûrement efficace. Certainement, nous ne voulons pas prétendre que les cautérisations au nitrate d'argent n'aient leur utilité, mais nous croyons que dans bien des cas il est impossible d'utiliser la solution de nitrate d'argent, et que toujours il peut être dangereux et amener des complications graves lorsqu'il est mal appliqué.

Une conjonctivite purulente grave compliquée d'abcès et d'ulcères de la cornée se trouvera très mal, nous le croyons, des cautérisations répétées avec le nitrate d'argent. Les pulvérisations fréquentes d'acide phénique ne peuvent jamais amener de complications; elles peuvent certainement guérir à elles seules l'affection et la durée de la maladie, fût-elle plus longue, ce que nous ne croyons pas, il serait toujours préférable d'employer un traitement qui guérit aussi sûrement et qui entre toutes les mains n'offre aucun danger. Le renversement des cartilages tarses ayant pour but de mieux cautériser les culs-de-sac de la conjonctive et d'empêcher par la coaptation des deux culs-de-sac la solution de nitrate d'argent d'arriver au contact de la cornée, est une manœuvre en certaines circonstances très difficile.

Si elle n'est pas bien pratiquée, des complications du côté de la cornée peuvent rapidement survenir, et nous sommes convaincu que dans les ophthalmies des nouveau-nés beaucoup de perforations de la cornée ont pour point de départ un ulcère occasionné par les cautérisations, ou bien encore par des instillations fréquentes d'une solution de nitrate d'argent sans neutralisation immédiate par le chlorure de sodium.

Dans une autre thèse soutenue sur la prophylaxie et le traitement de la conjonctivite granuleuse, l'auteur aurait obtenu de très bons résultats des lavages fréquents avec une solution phéniquée.

« Un moyen, dit-il, qui est aussi bien prophylactique que curatif, ce sont les irrigations soigneusement faites sur la surface de la muqueuse et surtout dans le cul-de-sac inférieur où le muco-pus
vient s'accumuler. Dans les cas où les sécrétions
étaient abondantes, nous avons employé avec suc-
cès la solution suivante :

Eau...................... 1000 grammes.
Glycérine pure.............. 20 —
Acide phénique............ 2 —

Quoique, d'après l'auteur lui-même, ce traitement
fût aussi bien prophylactique que curatif, les malades étaient tous les trois ou quatre jours touchés
soigneusement au crayon de sulfate de cuivre; tous
les jours, matin et soir, on faisait dans l'œil une
instillation d'une ou deux gouttes de collyre au sulfate de zinc (10 centigrammes pour 30 grammes
d'eau).

En outre la blépharite ciliaire, peut-être occasion-
née par ce traitement irritant, était combattue par la
pommade suivante, encore plus irritante :

Huile de cade.............. 2 grammes.
Vaseline................... 8 —

Nous aurions été heureux de savoir quelle était la
durée de temps nécessaire à la guérison des malades
soumis à un traitement si énergique; il aurait été
intéressant de rapprocher des observations citées
dans la thèse nos observations personnelles et de
les comparer au point de vue de la durée des soins

donnés. Est-ce à dire pour cela que nous croyions nécessaire de supprimer le traitement mentionné ci-dessus, traitement classique, recommandé dans tous les ouvrages et par tous les auteurs. Loin de nous cette idée et cette prétention. Nous croyons, au contraire, que dans beaucoup de cas les cautérisations au nitrate d'argent et au sulfate de cuivre peuvent rendre de grands services. Mais ce traitement n'est pas exempt de danger, son application n'est pas si facile qu'on le croit généralement, et de graves complications peuvent être la conséquence de cette application mal entendue.

Dans un mémoire sur la prévention de la cécité, lu au congrès international de Genève, M. le Dr Fieuzal s'exprime ainsi :

« Pendant une période de dix ans nous avons employé durant les premières années le traitement classique qui consiste à retourner les paupières et à cautériser les culs-de-sac en neutralisant aussitôt le caustique employé. Les catarrhes conjonctivaux et les ophthalmies purulentes étaient traités par la cautérisation tous les deux jours, si ce n'est dans quelques cas exceptionnels où la cautérisation avait lieu tous les jours. Les granulations étaient touchées de la même façon avec le sous-acétate de plomb et tour à tour nous avons employé le sulfate de cuivre, la pierre divine, l'acide phénique cristallisé, etc. Par cette méthode de traitement, le malade revient à la consultation pendant une moyenne de douze à quinze jours pour le catarrhe conjonctival aigu; pendant

trois ou quatre semaines pour une ophthalmie purulente simple, aiguë, et pendant un temps indéter-
miné, au moins deux mois, pour les granulations
aiguës. Quant aux formes chroniques de ces diverses ophthalmies, il serait difficile d'en établir la durée d'une façon précise. Cette méthode, en usage
chez la plupart des oculistes, a été la nôtre pendant
six ans, au bout desquels nous avons été amené à la
modifier par suite d'une cruelle expérience person-
nelle et de la constation bien évidente des faits de
contagion observés à notre clinique. Nous avons
eu plusieurs fois à regretter que des malades, en
traitement pour un simple catarrhe, aient con-
tracté des ophthalmies graves; car il est à remarquer
qu'une ophthalmie bénigne peut donner lieu, selon
la préparation du terrain sur lequel se fait la conta-
mination, à une ophthalmie des plus malignes.

« D'autre part, quelques faits bien observés
ayant ébranlé chez nous la croyance à la nécessité
ou même seulement à l'utilité des cautérisations
substitutives dans tous les cas, nous avons com-
mencé par traiter sur le même malade un œil par
l'ancien procédé, tandis que l'autre, atteint de la
même maladie, était soigné seulement par des lavages désinfectants; choisissant d'abord des ophthalmies catarrhales avec sécrétion, puis bientôt des
vraies ophthalmies purulentes, nous n'avons pas
tardé à acquérir cette conviction tout à fait inespé-
rée, que le plus grand nombre des ophthalmies
purulentes que nous traitions par la cautérisation

tous les deux jours, et qui dans toutes les cliniques auraient été traitées de même pouvaient dans beaucoup de cas guérir par de simples lotions avec un liquide désinfectant. »

La solution qui a toujours été employée de préférence par M. le Dʳ Fieuzal, la solution avec laquelle nous avons nous-même soigné les malades dont M. Fieuzal nous a bien voulu laisser prendre les observations, est l'acide phénique à 1/250 coupé avec moitié eau tiède, c'est-à-dire à 1/500.

D'après M. le Dʳ Fieuzal, l'acide phénique ne doit jamais être prescrit dans les maladies des yeux aux doses auxquelles il est généralement employé en chirurgie pour détruire les microbes. C'est pour avoir cherché à l'employer à des doses trop concentrées que la plupart des oculistes l'ont rejeté de leur pratique, ou ne lui ont pas accordé la place que selon nous il mérite si justement d'occuper dans la thérapeutique oculaire. Même à la dose de 1/500, il est encore un modificateur très actif de la sécrétion purulente et il n'est pas l'équivalent de simples soins de propreté. Nous ajoutons qu'il est dans cette proportion de beaucoup préférable à l'alcool ou à l'eau alcoolisée et en général à tous les collyres, dits collyres forts ; en outre il se trouve partout, il est inoffensif, très bon marché et facile à employer, soit par les parents des malades, soit par les malades eux-mêmes, dans l'immense majorité des cas. La seule contre-indication de l'acide phénique dans le traitement des ophthalmies à forme sécrétante, est

la tendance à l'eczéma ou à l'herpès des paupières,
ce qui est assez rare. Il sera préférable dans ce cas
de faire usage d'une solution d'acide borique à 4 0/0.

CHAPITRE PREMIER.

OBSERVATIONS RELATIVES A L'OPHTHALMIE DES NOUVEAU-NÉS. — TRAITEMENT.

Avant d'entrer dans la discussion du traitement
par le nitrate d'argent comparé aux lavages phéniqués que nous préconisons, nous tenons à dire que
notre traitement seul ne s'applique qu'aux ophthalmies simples sans complication du côté de la cornée ou des membranes profondes de l'œil, ophthalmies dans lesquelles l'inflammation, quoique intense,
reste limitée à la conjonctive.

La méthode classique du traitement de l'ophthalmie des nouveau-nés consistant à retourner les paupières et à cautériser la conjonctive palpébrale avec
une solution concentrée de nitrate d'argent, donnera
de très bons résultats, nous en sommes convaincu,
entre des mains expérimentées ; mais elle n'est pas
pratique, c'est-à-dire qu'elle ne peut pas être facilement exécutée par les personnes étrangères à la
médecine qui sont appelées à donner des soins aux
enfants, ni même par la généralité des médecins.

D'ailleurs elle ne donne pas de meilleurs résultats que les irrigations faites avec la solution d'acide phénique ; de plus, en des mains inhabiles, elle n'est pas toujours inoffensive.

La pratique qui s'impose dans le traitement classique de l'ophthalmie purulente est de savoir retourner les paupières pour toucher la muqueuse des culs-de-sac. Or combien de médecins, dit M. Fieuzal, sont exercés à cette pratique en général facile et simple, mais délicate et fort dangereuse dans certaines formes d'ophthalmies accompagnées d'œdème des paupières, et dans lesquelles, précisément, il importe surtout d'être habile ?

Un traitement vraiment funeste, et qui à juste raison mériterait d'être abandonné, c'est le traitement employé par beaucoup de médecins ; nous voulons parler des instillations intempestives faites dans les yeux malades, d'un collyre à base de nitrate d'argent, de sulfate de cuivre, de sulfate de zinc ou de tout autre sel métallique. De l'aveu même de Graefe, cette médication prépare le dépolissement et le ramollissement de la cornée ; à plus forte raison devient-elle dangereuse si l'on en fait usage lorsqu'il existe déjà une kératite superficielle, un iritis ou une choroïdite.

Dans l'ophthalmie des nouveau-nés, dit M. de Wecker, il importe d'éviter au début de la maladie toute cautérisation intense, attendu qu'à cette époque la muqueuse montre facilement un état de cyanose qui se rapproche au point de vue de son action nuisible sur la cornée de l'infiltration diphthéritique, et qu'on peut voir alors succéder à une cautérisation intempestive des complications cornéennes.

Le traitement que nous conseillons et qui depuis plusieurs années est employé à la clinique des Quinze-Vingts, par M. le Dr Fieuzal, consiste à pulvériser au moins toutes les demi-heures au début, moins souvent plus tard, les yeux atteints, avec une solution d'eau phéniquée au 1/500. Si l'ophthalmie est soignée tout à fait au début, ce traitement sera très souvent suffisant pour la guérison complète. Si la maladie date de plusieurs jours, l'acide phénique quoique ne suffisant plus sera encore de la plus grande utilité, toujours à la même dose. La cautérisation de la muqueuse conjonctivale avec la solution de nitrate d'argent, après avoir bien pris la précaution de retourner les paupières et d'empêcher par le rapprochement des deux culs-de-sac le nitrate d'argent d'arriver au contact de la cornée, sera alors indiqué. On ne le continuera qu'avec la plus extrême réserve, et on le cessera immédiatement s'il survient des complications cornéennes qu'on traitera par les diverses méthodes mises en usage. S'il survient de l'eczéma des paupières, on pourra remplacer l'acide phénique par l'acide borique à la dose de 4 grammes pour 100.

La guérison de l'ophthalmie des nouveau-nés par l'acide phénique a été obtenue dans le service de M. Pinard, à Lariboisière, dans une moyenne de durée ne dépassant pas quarante-huit heures. Ces résul-

tats sont supérieurs à ceux que nous avons obtenus
à la clinique des Quinze-Vingts. Ceci d'ailleurs peut
très bien s'expliquer par l'ensemble des conditions
défectueuses d'une consultation où l'on ne voit
quelquefois les petits malades que très tard après le
début des accidents; il faut aussi tenir compte de
ce qu'on ne peut exercer un contrôle rigoureux sur
l'exécution du traitement, les mères emportant chez
elles leurs enfants après la visite.

OBSERVATION I. — L'enfant P... (Paul), âgé de
6 jours, est amené à la clinique le 7 janvier 1884. Il
y a quatre jours que l'œil droit est atteint, et depuis
le matin seulement l'œil gauche commence à sup-
purer.

Les cornées sont intactes, les paupières du côté
droit sont légèrement tuméfiées. La suppuration est
très abondante. L'œil droit est immédiatement passé
au pinceau avec une solution de nitrate d'argent
neutralisé par l'eau salée. On se contente de bien
pulvériser l'œil gauche avec une solution phéniquée,
de bien nettoyer les culs-de-sac ; on fait emporter
à la mère une solution phéniquée, un pulvérisateur
et on lui recommande de bien pulvériser l'enfant
toutes les heures.

Le lendemain, 8 janvier, la sécrétion purulente
du côté gauche a beaucoup diminué, les paupières
du côté droit sont moins tuméfiées, les cornées sont
toujours intactes. Même traitement.

Denis.   2

Le 9 janvier, guérison complète de l'œil gauche ; très bon état de l'œil droit, les paupières ne sont presque plus gonflées ; la suppuration a beaucoup diminué. Les paupières de l'œil droit sont encore retournées et passées au pinceau ; on recommande bien à la mère de continuer les lotions phéniquées.

Le 15 janvier, très bon état. A partir de ce jour les cautérisations au nitrate d'argent sont cessées. On continue pendant quelques jours encore l'eau phéniquée. Guérison complète le 22 janvier.

OBSERVATION II. — L'enfant B... (Alfred), âgé de 5 jours, est amené à la clinique le 10 janvier 1884, atteint d'ophthalmie des nouveau-nés, avec desquamation épithéliale de la cornée. Le début de la maladie remonte à quatre jours. Sur le conseil d'un médecin, la mère a lavé les yeux malades avec de l'eau de mélilot et instillé des gouttes d'un collyre au sulfate de zinc. Les paupières sont modérément gonflées, l'inflammation n'est pas trop vive, la sécrétion purulente de moyenne intensité.

Les yeux du petit malade sont immédiatement bien nettoyés sous un jet pulvérisé d'eau phéniquée, et on fait continuer ce traitement toutes les heures. De plus on instille dans chaque œil une goutte de sulfate d'ésérine.

Le lendemain, état stationnaire de la maladie, les cornées ne sont pas ulcérées.

Le 12 janvier, tout gonflement palpébral a complètement disparu ; la sécrétion persiste encore, mais en moins grande quantité.

Le 17 janvier, l'enfant revient à la clinique.

Tous les phénomènes inflammatoires ont disparu, les paupières ne sont plus collées le matin, la suppuration est complètement tarie, et l'épithélium cornéen est reconstitué.

Cessation du traitement.

OBSERVATION III.—L'enfant Dej... (Eugénie), âgée de 11 jours, est atteinte d'ophthalmie des nouveaunés depuis douze heures seulement. Elle est amenée à la clinique le 19 janvier 1884, et mise aussitôt au traitement de l'acide phénique. La sécrétion purulente peu abondante disparaît complètement au bout de quatre

OBSERVATION IV. — Enfant Mald... (Henriette), âgée de 8 jours. Ophthalmie des nouveau-nés, sans complications cornéennes.

Le début de la maladie date de cinq jours. Sur le conseil d'une sage-femme, les yeux ont été jusqu'à ce jour fréquemment lavés avec le lait de la mère. On constate un écoulement muco-purulent assez abondant, de la rougeur des paupières sans gonflement appréciable.

On prescrit les pulvérisations phéniquées toujours au 1/250 mélangées de moitié eau chaude.

Guérison complète et cessation du traitement le 20 janvier 1884, dix jours après le début de la maladie.

Observation V. — Enfant Sojer... (Louis), âgé de 8 jours. Ophthalmie des nouveau-nés, datant de six jours. Comme traitement antérieur, lavage avec une infusion de camomille.

Sécrétion purulente abondante, tuméfaction considérable des paupières, pas de lésions cornéennes,

Traitement. — Compresses glacées trois fois par jour, pendant deux heures chaque fois. Pulvérisations phéniquées fréquentes. Le lendemain, les paupières ont tellement diminué de volume qu'on cesse les compresses glacées, et on continue les pulvérisations phéniquées. Le 4 février, cinq jours après le début, l'amélioration s'accentue ; le petit malade peut tenir les yeux ouverts ; la sécrétion a beaucoup diminué. Continuation du traitement.

Guérison complète le 14 février.

Dans l'intervalle, la mère et un autre enfant ont été atteints. Soignés dès le début, tous deux ont guéri par les seuls lavages avec la solution phéniquée.

Observation VI, recueillie par M. Escalaïs, dans le service de M. Pinard, à Lariboisière. (*Thèse de doctorat*, 1883.) — Au n° 16 de la salle Sainte-Anne est couché un enfant du sexe masculin, né le 22 mars.

D'après les renseignements donnés par la mère, cet enfant serait venu à terme.

Le 23. Nous trouvons les pieds et les mains légèrement gonflés. Le reste du corps offre une teinte rouge intense. Au toucher, la peau donne les sensations de dureté spéciale au sclérème. On place l'enfant dans la couveuse, le lendemain son sclérème a disparu.

Le 26. Nous constatons une tuméfaction et une rougeur des paupières des deux côtés.

En les écartant, on fait jaillir un liquide presque transparent, la conjonctive est injectée. On ordonne de faire des irrigations toutes les deux heures.

Le 27. L'écoulement a augmenté, il est devenu muco-purulent, les paupières sont toujours gonflées, on remarque un chémosis péricornéen, la cornée est intacte ; les lavages sont faits toutes les heures.

Le 28. L'inflammation a presque totalement disparu, les paupières sont encore agglutinées, mais il n'y a presque plus d'écoulement.

Le 29. L'amélioration continue, les paupières sont revenues à l'état normal, il n'existe pas de lésion du côté de la cornée.

Le 30. La guérison est complète.

CHAPITRE II.

OBSÉRVATIONS RELATIVES A LA CONJONCTIVITE CATARRHALE SIMPLE ET A LA CONJONCTIVITE PURULÉNTE GRAVE. TRAITEMENT.

Aucun des malades qui se sont présentés à la clinique des Quinze-Vingts, atteints de conjonctivite

catarrhale simple, caractérisée par l'injection de la
conjonctive, surtout dans sa portion bulbaire, par
une sensation de graviers, par une sécrétion muco-
purulente légère, donnant lieu le matin à l'aggluti-
tion des cils et du bord libre des paupières, par des
croûtes desséchées, n'a été traité par des caustiques,
soit sous forme de collyres, soit en cautérisations di-
rectes faites sur la conjonctive. Ne pouvant se soigner lui-même, il serait de toute nécessité pour le
malade qui devrait suivre ce traitement de revenir
tous les jours voir le médecin qui le soigne. Avec
l'acide phénique, le traitement devient d'une extrême simplicité, et le résultat tout en restant excel-
lent est aussi rapide. Parmi les malades dont nous
avons pris les observations, un certain nombre
avait cependant déjà été cautérisé auparavant, en
dehors de la clinique des Quinze-Vingts. Nous
avons constaté chez deux d'entre eux, tous deux cautérisés au crayon de nitrate d'argent pour une sim·
ple conjonctivite catarrhale, chez l'un une abrasion
de l'épithélium cornéen avec photophobie, épiphora,
douleurs circumorbitaires très vives ; il n'y a pas de
doute que la desquamation épithéliale de la cornée
n'ait été la conséquence de la cautérisation intempestive avec le nitrate d'argent. L'autre était atteint
depuis deux jours d'ulcère de la cornée. Malgré cet
ulcère, le traitement par les caustiques avait été
continué. Aussi l'ulcère gagnait-il en profondeur,
et une perforation était imminente. Des instillations
répétées du collyre au sulfate neutre d'ésérine, des

pulvérisations fréquentes avec la solution phéniquée
unies au bandeau compressif ont amené une cicatrisation rapide de l'ulcère ; mais une taie métalli-
lique très épaisse persiste, due en grande partie aux
incrustations de nitrate d'argent dans les mailles du
tissu conjonctif réparant l'ulcère.

Dans le premier cas les douleurs ont persisté très
vives jusqu'à la réparation intégrale de l'épithélium
cornéen, ce qui a été obtenu assez rapidement avec
les pulvérisations phéniquées chaudes, les compresses chaudes de décoction de pavot et l'instillation d'ésérine et d'atropine alternativement.

Si dans le catarrhe conjonctival simple nous
croyons à l'inutilité absolue des cautérisations, il
n'en est pas de même dans les conjonctivites purulentes graves. Il n'est pas rare de voir la cautérisation avec une solution de nitrate d'argent sur les
culs-de-sac conjonctivaux après avoir retourné les
paupières, cautérisations renouvelées le lendemain
et unies aux lavages phéniqués, faire avorter une
conjonctivite purulente s'annonçant à grand fracas
et à marche rapide. Toutefois, nous avons vu des
conjonctivites purulentes assez graves guéries complètement par le seul usage des lotions phéniquées.
Là forme bénigne la plus fréquente, sorte de conjonctivite catarrhale intense, sera toujours justicia-
ble du traitement par l'acide phénique. Dans la
forme grave, caractérisée par le gonflement pro-
noncé et parfois excessif et rapide des paupières
qui prennent une coloration érysipélatèuse, par

l'apparition rapide d'un chémosis autour de la cornée, par l'altération précoce de cette membrane et par des douleurs vives, l'acide phénique rendra encore des services, mais ne pourra pas, dans beaucoup de cas, être employé seul. Les lavages fréquents, répétés toutes les heures, auront pour but de ne point laisser le pus séjourner sous les paupières et de diminuer la sécrétion purulente. Lorsque pendant la période d'état de la conjonctivite purulente il survient une lésion cornéenne, nous croyons, avec M. Fieuzal, qu'il convient d'user de la plus extrême prudence dans les manœuvres pratiquées pour retourner les paupières, et que dans bien des cas il est préférable de supprimer les cautérisations qui deviennent alors plutôt nuisibles qu'utiles. Cette opinion n'est pas celle de tous les auteurs. Dans une thèse sur le traitement de la conjonctivite purulente grave, l'auteur rapporte un fait communiqué par M. Abadie, fait que nous reproduisons intégralement et qui est en contradiction avec ce que nous avançons :

« La cautérisation exerce une influence favorable pendant douze heures environ ; mais au bout de ce temps son action semble s'épuiser et la maladie reprend sa marche progressive. On peut s'en assurer de la façon suivante :

« Un malade se présente à nous atteint de conjonctivite purulente avec lésion cornéenne; nous pratiquons une cautérisation séance tenante, avec une solution de nitrate d'argent à 3 0/0. Examinons

ce malade au bout de douze heures, sa cornée sera
éclaircie, il y aura mieux sensible. Suivons-le encore, mais sans le cautériser de nouveau ; au bout
de quatorze heures, de seize heures, nous verrons
la cornée redevenir trouble, et les lésions enrayées
un instant s'aggraver de nouveau. Nouvelle cautérisation, nouvelle amélioration et arrèt pendant un
certain nombre d'heures, puis retour offensif de pro-
cessus. »

Nous nous garderons bien de vouloir contester
le fait de M. Abadie, mais nous croyons que cela
ne se passe pas toujours ainsi. Pour notre part,
malgré l'attention soutenue que nous avons portée
aux malades cautérisés au début des affections cornéennes, nous n'avons pas pu saisir cette amélioration passagère. Nous serions, au contraire, tenté
de croire que les cautérisations répétées dans les
complications cornéennes de la conjonctivite purulente grave, ne servent qu'à aggraver la maladie, à
jeter, pour nous servir d'une expression vulgaire,
de l'huile sur le feu. Ce serait une cause de l'aggravation des lésions un instant soi-disant enrayées. En
de pareils cas l'acide phénique suffira le plus souvent pour tarir la suppuration d'une conjonctivite
déjà traitée plusieurs jours auparavant par le nitrate d'argent, et les lésions cornéennes n'auront pas
à souffrir de ce traitement. Il est inutile de dire que
s'il existe du chémosis étreignant le cercle cornéen, l'indication des scarifications plusieurs fois
répétées se fera sentir. Le bandeau compressif de—

viendra rapidement utile. S'il y a menace de perforation cornéenne, les instillations soit d'ésérine dans
certains cas, soit d'atropine dans d'autres, ne de-
vront pas non plus être négligées.

En résumé, l'acide phénique est pour nous le remède par excellence du catarrhe conjonctival et de
la conjonctivite purulente à forme bénigne. Dans la
forme grave, il sera le remède adjuvant le plus efficace, surtout quand les cautérisations seront contre-
indiquées, c'est-à-dire lorsque celles-ci ne pourront
être appliquées méthodiquement, les paupières retournées, sans que le médecin s'expose à produire
une perforation, résultat des efforts exercés par le
malade et du peu de résistance de la cornée. Notre
travail était terminé et toutes nos observations prises,
lorsque s'est présentée à la clinique des Quinze-
Vingts une jeune malade des plus intéressantes au
point de vue du sujet que nous traitons. Si déjà nous
n'avions pas été convaincu des dangers des cautérisations pratiquées par des personnes inhabiles, si
malgré leur danger nous n'avions pas su que la cautérisation est presque toujours le seul traitement
employé par la généralité des médecins appelés à
donner leurs soins à des malades atteints d'affection
oculaire, cette malade seule, l'histoire du début de
la maladie et son aggravation immédiate auraient
certainement appelé notre attention sur ce point.

Voici du reste son observation in extenso.

Mlle B..., âgée de 9 ans, est atteinte de conjonctivite purulente de l'œil droit depuis huit jours : la

sécrétion purulente n'était pas, d'après la mère qui l'accompagne, très abondante. Pendant six jours, les parents de l'enfant ne voyant pas la maladie s'aggraver, espérant au contraire que l'affection allait disparaître, se sont contentés de laver l'œil malade avec de l'eau de mélilot chaude. Au septième jour, sur le conseil de personnes étrangères à la famille, un médecin est consulté, et, séance tenante, une cautérisation avec le nitrate d'argent est pratiquée. Douleurs très vives après la cautérisation, persistant du reste encore. Douze heures après, la mère s'aperçoit qu'une tache blanche apparaît sur la partie inférieure du transparent de l'œil malade. Cette tache blanche s'agrandit rapidement, et c'est alors que les parents effrayés amenèrent l'enfant à la clinique.

En dehors d'une conjonctivite de moyenne intensité, nous constatons dans le tiers inférieur de la cornée un vaste ulcère superficiel. Cet ulcère est nettement dû au contact du nitrate d'argent, car la moitié de l'ulcère seulement occupe la cornée ; l'autre moitié est constituée par le sphacèle superficiel d'un lambeau de conjonctive bulbaire faisant suite au bord marginal de la cornée, sphacèle qui ne peut être la conséquence que de la cautérisation. On instille immédiatement des gouttes d'ésérine et on ordonne des pulvérisations fréquentes qui, si elles avaient été employées au début, auraient parfaitement suffi pour guérir la conjonctivite, sans faire courir à la malade le risque d'une perforation cornéenne et, tout au moins, d'un leucome indélébile,

OBSERVATION I. — L'enfant Rol... (Louise), âgée de 6 ans, se présente à la clinique le 17 janvier 1884, atteinte de conjonctivite catarrhale double avec abrasion de la cornée. Début de la maladie il y a quatre jours. Paupières agglutinées le matin, sensation de gravier. Un médecin consulté a cautérisé la conjonctive avec le crayon de nitrate d'argent. Depuis lors, épiphora, photophobie, douleurs très vives.

Traitement. — Instillation de sulfate neutre d'ésérine, compresses chaudes de décoction de pavot. Pulvérisations phéniquées.

Dès le lendemain, amélioration notable au point de vue des douleurs et de la photophobie.

Continuation du traitement. On remplace l'ésérine par l'atropine.

Le 21 janvier, guérison de la complication cornéenne ; l'hyperhémie conjonctivale et la sécrétion catarrhale persistent toujours. Les jours suivants la rougeur conjonctivale disparaît peu à peu ; la sécrétion se tarit et la guérison est obtenue le 26 janvier. Cessation du traitement.

OBSERVATION II.—M. Dam... (Émile), âgé de 25 ans, est atteint de conjonctivite purulente de l'œil droit depuis huit jours et, consécutivement, d'ulcère occupant la partie inférieure et le rebord marginal de la cornée. D'après le malade, la tache qu'il a dans l'œil n'existerait que depuis quatre jours. Dès le second jour il a été cautérisé au crayon de nitrate d'argent, et ces cautérisations ont eu lieu encore la veille du jour où il se présente à la clinique, 21 janvier 1884.

La sécrétion catarrhale est assez abondante, les douleurs ne sont pas très vives.

Traitement. — Camomille, ésérine, pulvérisations phéniquées.

Le lendemain, pas d'amélioration, mais pas d'aggravation.

Le 26, il n'y a presque plus de sécrétion pendant la journée, les paupières sont encore collées le matin ; les bords de l'ulcère commencent à se vasculariser ; on cesse l'ésérine ; la camomille et l'eau phéniquée sont continuées.

Le 28, la cicatrisation de l'ulcère gagne de plus en plus le centre, mais le tissu cicatriciel recouvre une partie très opaque due aux incrustations du chlorure d'argent.

Le 5 février, guérison des phénomènes inflammatoires ; taie consécutive à l'ulcère, très opaque, n'atteignant pas heureusement le centre de la cornée.

Observation III. — Mlle Maur... (Victorine), âgée de 39 ans, se présente à la clinique, le 18 janvier 1884, atteinte de conjonctivite catarrhale simple, depuis six jours environ. Légère hyperhémie des culs-de-sac de la conjonctive, sensation de grains de gravier roulant sur les paupières et de cuisson ; les cils, agglutinés entre eux par du muco-pus desséché, empêchent la malade d'ouvrir facilement les yeux le

matin. La malade n'a consulté personne et n'a fait
que des lavages avec de l'eau fraîche.

Traitement. — Pulvérisation toutes les deux heures avec la solution phéniquée.

Guérison complète au huitième jour.

Observation IV. — M. F..., garçon de salle, est
atteint à la clinique même de conjonctivite purulente
de l'œil droit. Sensation de picotement et de chaleur
dans la soirée du 24 janvier, sans que le malade s'en
préoccupe. Dans la nuit du 27 au 28, sécrétion purulente abondante, gonflement considérable de la
paupière.

Une cautérisation avec la solution de nitrate d'argent est pratiquée le matin même par l'interne du
service, et des pulvérisations phéniquées sont faites
toutes les heures.

Le 29, dans la matinée, la tuméfaction de la paupière n'ayant pas diminué, on ordonne des compresses d'eau glacée et on continue l'acide phénique.

Le 30, la paupière supérieure est moins distendue,
on cesse la glace à cause d'un très petit abcès appa-
rent au centre de la cornée. La pupille étant très
contractée, on instille trois gouttes de sulfate d'atropine; pulvérisations fréquentes.

Le 2 février, la paupière n'est plus tuméfiée, la
sécrétion purulente a diminué, l'abcès ne s'est pas
étendu. Dilatation maxima de l'iris. On cesse l'atropine, compresses chaudes de camomille.

Le 6. La sécrétion purulente est réduite au mini-
mum, l'ulcère consécutif à l'abcès se répare.

Guérison complète le 12 février.

Le 15, alors que tout était terminé du côté de
l'œil droit, l'œil gauche est atteint avec autant d'intensité. Malgré une cautérisation immédiate, non
renouvelée, la maladie s'aggrave pendant la première
journée et un abcès survient. Le malade ne fait plus
que des pulvérisations phéniquées. Au troisième
jour les phénomènes inflammatoires s'amendent,
et au bout de quinze jours la guérison était obtenue.

OBSERVATION V. — M. Obl... (Maurice), âgé de
28 ans, atteint de conjonctivite purulente bénigne
depuis deux jours, vient consulter le 21 janvier 1884.
Les cornées sont intactes, les paupières ne sont pas
gonflées ; la sécrétion purulente est assez abondante.

Traitement. — Pulvérisations phéniquées toutes
les heures.

Guérison complète au sixième jour.

CHAPITRE III.

OBSERVATIONS RELATIVES A LA CONJONCTIVITE GRANULEUSE CHRONIQUE. — TRAITEMENT.

La conjonctivite granuleuse est par sa ténacité et
ses complications, par la lenteur désespérante de sa

marche, une des affections les plus graves de l'appa-
reil oculaire. Les limites qui nous sont imposées par
le sujet même de notre travail ne nous permettent
pas de nous étendre sur la description de la maladie
elle-même ; son histoire complète est trop vaste.
Convaincu que le traitement généralement employé,
ayant pour base les cautérisations, est dans beaucoup
de cas la cause des complications survenant à la
suite de la conjonctivite granuleuse chronique, nous
nous attacherons surtout à comparer les résultats
obtenus par le traitement continu à l'acide phénique,
et ceux obtenus par la méthode classique. Encore
une fois, nous répéterons à ce sujet ce que nous
avons déjà dit en parlant du traitement des conjonctivites purulentes graves : Nous ne voulons pas
faire de l'acide phénique un remède unique, exclu-
sif ; nous sommes persuadé que, dans bien des cas,
les malades atteints de conjonctivite granuleuse se
trouveront bien surtout des cautérisations méthodi-
ques avec le sulfate de cuivre. Mais une chose sur laquelle il nous semble bon d'insister, c'est l'attention
soutenue et la délicatesse qu'il est nécessaire d'ap-
porter dans la thérapeutique de cette affection. Il
nous a souvent été donné de voir des malades, dont
le début de l'affection remontait à plusieurs années,
après avoir été soignés pendant longtemps par des
cautérisations mal faites, venir désespérés, avec des
opacifications cornéennes, des entropions, des distichiasis, des phimosis palpébraux, lésions pour lesquelles il n'y a plus que des moyens chirurgicaux à

mettre en œuvre. Ces complications sont, en général, rattachées par les auteurs à la maladie elle-même.

Mais si les rétractions de la muqueuse palpébrale supérieure, si le pannus vasculaire, les ulcères de la cornée sont la conséquence des granulations conjonctivales, les taies métalliques, si fréquentes en pareil cas, sont dues aux cautérisations prolongées.

Elles sont formées le plus souvent, dit M. Desmarres, par l'application intempestive de collyres contenant un sel métallique avec du laudanum. Cette combinaison, efficace dans certaines inflammations de la conjonctive, devient dangereuse dans les ulcérations de la cornée, en ce sens qu'un sel métallique vient se fixer dans l'excavation, où il se recouvre bientôt d'une fausse membrane qui en empêche l'expulsion. Les collyres au sous-acétate de plomb seul, sans addition de préparation opiacée, produisent aussi ce fâcheux résultat.

C'est un fait signalé depuis longtemps par Weller et par M. Stœber, aucun traitement n'agit sur les taies métalliques. Il n'y a qu'un moyen de rendre à la cornée une partie de sa transparence, c'est de gratter la tache, mais la plupart du temps cela ne donne pas de résultat.

« Les cautérisations avec un cristal bien arrondi de sulfate de cuivre, dit M. de Wecker, jouissent avec raison d'une grande réputation; pourtant elles sont moins aisément maniables que les cautérisations par le sous-acétate de plomb, car elles laissent facilement une irritation d'une durée très variable, en sorte qu'il faut une assez grande habitude dans l'emploi de ce caustique, tout en surveillant attentivement le malade pour ne pas exciter outre mesure la muqueuse et favoriser l'apparition d'affections cornéennes, qui font traîner le traitement en longueur et entravent d'une façon fâcheuse la marche déjà si lente de cette maladie. Très-souvent, continue-t-il, vous voyez se présenter des granuleux qui ont été traités ailleurs par des cautérisations journalières avec le sulfate de cuivre, et qui se plaignent surtout de la sensibilité extrême de leurs yeux, qu'ils ont peine à laisser entr'ouverts quelques instants ; la cornée, recouverte en partie de pannus, montre çà et là de petites excoriations épithéliales, engendrant un blépharospasme très intense. Vous avez pu constater que le repos, l'absence de tout moyen irritant, suffisent pour rendre le calme aux malades, et les faire seulement alors bénéficier d'une irritation artificielle poussée à l'excès.

Le sulfate de cuivre ne rendra donc de réels services qu'à celui qui renoncera à en faire un emploi continu, et qui au lieu d'en faire forcément l'application chaque jour ne reviendra à une nouvelle cautérisation qu'après disparition plus ou moins complète de l'irritation provoquée par les précédentes cautérisations.

L'entropion est une des complications malheureusement trop fréquentes de la conjonctivite granuleuse chronique. Dans ce cas, à la suite d'une abondante production de granulations, on voit apparaître une bande fibreuse allant d'un angle à l'autre de l'œil et siégeant sur la conjonctive rétro-tarsienne, à peu de distance du bord tranchant de la paupière supérieure. D'autres traînées plus petites ne tardent pas à se faire parallèlement à la première. A un degré plus avancé des brides cicatricielles gagnent le cul-de-sac supérieur, l'effacent en partie, et agissant en même temps sur le cartillage tarse, l'incurvent du côté de la cornée. Enfin, à la période ultime, toute la conjonctive palpébrale supérieure est transformée en une bande de tissu fibreux très dense et fortement rétractile, le cul-de-sac a disparu, le cartilage est atrophié, ratatiné et le bord de la paupière entropionné.

Nous ne voulons certainement pas prétendre que ces faits ne soient bien souvent la conséquence de la maladie elle-même, mais ce que nous croyons pouvoir être en droit d'affirmer, c'est que les cautérisations fréquentes et surtout de longue durée ne peuvent qu'aider à la production de l'entropion et des lésions concomitantes à l'entropion.

Tant qu'on ne cautérise que les granulations superficiellement, et surtout au niveau des culs-de-sac, le mal n'est pas encore trop grand, mais dès que les granulations disparaissent sur certains points de la conjonctive, si par des cautérisations mal faites ces points viennent à être touchés par des caustiques, la rétraction cicatricielle prend de jour en jour plus de puissance et l'entropion se constitue avec la plus grande rapidité.

Depuis longtemps M. le D⁣ʳ Fieuzal a renoncé, dans la majorité des cas, à l'usage des caustiques dans le traitement de la conjonctivite granuleuse.

Il les réserve spécialement pour les cas où les granulations sont récentes, volumineuses, abondantes, accompagnées d'écoulement muco-purulent et d'épaississement avec induration de la muqueuse et des tissus sous-jacents, quand l'hypertrophie considérable des villosités fait craindre le passage à l'état chronique. Dans ce cas, il se sert d'un cristal de sulfate de cuivre, dont les arêtes sont bien émoussées; puis, les paupières étant retournées, il touche les points malades de la conjonctive en ayant soin d'atteindre les culs-de-sac. L'excès des caustiques est enlevé au moyen de pulvérisations phéniquées. Ces cautérisations sont pratiquées à intervalles assez longs et ne sont jamais longtemps continuées. En dehors de ce seul cas, le traitement mis en pratique régulièrement chaque jour à la clinique des Quinze-Vingts est celui des pulvérisations phéniquées avec la solution de 1/500. S'il survient une complication cornéenne, l'atropine et l'éserine sont mises alternativement en usage. La pommade à l'iodoforme a donné de très bons résultats dans les cas de pannus vasculaire. La marche de la conjonctivite granuleuse est excessivement lente, cela est vrai, mais nous croyons que cette affection guérit la plupart du temps spontanément et que les traitements violents institués contre elle ne sont pas toujours propres à en enrayer la marche. C'est pour avoir méconnu cette

terminaison naturelle que les médecins, en voulant
juguler l'ophthalmie granuleuse, n'ont fait la plupart
du temps que l'exaspérer. Le rôle du médecin consiste à veiller surtout sur les complications qui peuvent survenir du côté de la cornée. Les pulvérisations phéniquées suffiront pour parer à ce danger.
Il nous a paru intéressant de rechercher sur tous
les malades atteints de conjonctive granuleuse chronique qui se sont présentés à la clinique des Quinze-
Vingts pendant une période de trois mois, la durée
de la maladie, le traitement institué, et la durée de
ce traitement, enfin l'état du malade le jour où il
venait à la clinique. Nous avons pu ainsi observer
46 cas de conjonctivite granuleuse, tant parmi les
anciens malades que parmi les nouveaux, dont le
début de la maladie remontait à une moyenne de dix
années. Nous ne nous sommes pas occupé de ceux
dont l'affection était récente. Parmi ces 46 granuleux, 36 avaient été soignés au moyen de divers
caustiques pendant une période de temps ne dépassant pas cinq ans et n'étant pas moindre de trois ans :
tous étaient atteints à un degré plus ou moins avancé
des divers complications mentionnées plus haut, entropion, distichiasis, staphylome cornéen, etc., etc.
Dix autres avaient suivi le même traitement, mais
à intervalles très longs et pendant quelques jours
chaque foïs. Trois présentaient de l'entropion, un
seul du distichiasis à une période beaucoup moins
avancée que chez les premiers malades.

Par contre, nous avons vu un grand nombre de

malades venant à la clinique depuis trois ans, soignés pendant plusieurs années auparavant par M. le Dʳ Fieuzal à sa clinique particulière, avec les seules pulvérisations phéniquées. Chez plusieurs les granulations avaient presque déjà totalement disparu ; il va sans dire que la cornée présentait encore des opacités, des taies, vasculaires chez quelques-uns, mais des taies passibles d'être amendées à la longue avec la pommade au précipité jaune. Chez un seulement nous avons trouvé un entropion au début. Chez les autres, il n'existait que les complications impossibles à éviter, des pannus sur la cornée.

Observation I.— M. Th... (Henri), âgé de 26 ans, est atteint de granulations palpébrales avec pannus du tiers supérieur de la cornée depuis six ans.

Dès le début de la maladie, il a été soigné par M. le Dʳ Fieuzal ; il n'a jamais été cautérisé, il a toujours fait usage des pulvérisations phéniquées cinq ou six fois par jour.

Actuellement, il se présente environ tous les mois à la clinique des Quinze-Vingts.

Les granulations ont diminué et de nombre et de volume ; il n'y a pas encore trace de tissu cicatriciel, le pannus du tiers supérieur de la cornée a complètement disparu à gauche, a beaucoup diminué à droite, mais revient encore avec une certaine intensité à différents intervalles. Le malade est cordonnier et n'a jamais dû cesser son travail.

Il n'existe aucune tendance à l'entropion ni aucun rétrécissement de la fente palpébrale.

OBSERVATIOM II.— M. Pell... (Étienne), âgé de 31 ans, atteint depuis sept ans de granulations palpébrales avec pannus vasculaire occupant au début toute la cornée, puis ayant disparu pour revenir à différentes reprises.

Le 17 décembre 1881, il se présente à la clinique des Quinze-Vingts, avec des granulations anciennes en voie de transformation, et sclérose du tiers supérieur de la cornée.

Depuis cette époque le malade n'a jamais été soigné que par les pulvérisations phéniquées.

Tous les mois environ, il revient à la consultation. Nous l'avons revu pour la dernière fois le 15 février 1884.

Les granulations ont disparu en grande partie.

Depuis un an, il n'y a pas eu de poussée inflammatoire du côté de la cornée. Pas de tendance à l'entropion.

OBSERVATION III. — M. Rond... (Jean), âgé de 66 ans, atteint de conjonctivite granuleuse chronique depuis sept ans. Au début de la maladie tout travail a été impossible pendant deux mois.

Légères cautérisations au sulfate de cuivre, pratiquées par M. le Dr Fieuzal, tous les trois jours, pendant un mois et durant la période aiguë.

Depuis, il n'a jamais fait usage que d'eau phéniquée.

10 janvier 1884. Transformation presque complète des granulations en tissu cicatriciel, mais sans rétractibilité du moins en apparence, car il n'existe pas d'entropion. Légères opacités cornéennes, pas de distichiasis. Pas de phimosis palpébral.

OBSERVATION IV. — Madame Cor... (Aline), agée de 23 ans, est atteinte de granulations anciennes avec pannus granuleux du tiers supérieur de la cornée depuis cinq ans,

Elle n'a jamais été soignée que par M. le Dr Fieuzal, qui, au début, pendant la période aiguë, l'a cautérisée avec le sulfate de cuivre, à six ou sept reprises différentes, à intervalles de deux jours, puis a ordonné les pulvérisations phéniquées. Depuis cette époque elle n'a suivi que ce seul traitement.

Nous avons revu la malade le 15 janvier 1884.

Quelques rares granulations sont disséminées au niveau du cul-de-sac conjonctival de l'œil gauche; à droite elles sont plus nombreuses. Opacité diffuse et peu épaisse de tout le tiers supérieur de la cornée. Pas de menace d'entropion ni de phimosis palpébral.

CONCLUSIONS.

En dehors des ophthalmies des nouveau-nés, des conjonctivites catarrhales, de la conjonctivite purulente grave, des conjonctivites granuleuses, l'acide phénique sera encore de la plus grande utilité dans les affections cornéennes, ulcères, abcès de nature septique, dans les affections des voies lacrymales, en injection dans le canal nasal; de plus, son pouvoir anesthésique aidera souvent après une longue pulvérisation à calmer les douleurs qui accompagnent des lésions cornéennes peu graves.

Enfin, cette méthode mise en usage depuis plus de six ans à la clinique des Quinze-Vingts, se recommande surtout par la facilité avec laquelle les malades peuvent se soigner chez eux, par la facilité avec laquelle tout le globe de l'œil peut être détergé du pus qui le baigne, aussi souvent que le malade le juge nécessaire, par la sécurité que l'on a de ne jamais occasionner de complications.

L'acide phénique est pour nous un médicament d'une haute valeur dans toutes les affections oculaires, rangées, selon l'expression employée par M. Fieuzal, dans la catégorie des ophthalmies à forme sécrétante.

Avec l'acide phénique, les ophthalmies des nouveau-nés, prises tout à fait au début, seront rapidement guéries.

Le catarrhe conjonctival, les conjonctivites purulentes à forme bénigne s'amenderont toujours, et guériront souvent par les pulvérisations phéniquées, pratiquées toutes les heures.

Dans la conjonctivite purulente à forme grave, elles guériront parfois et seront toujours du plus grand secours.

Dans les conjonctivites granuleuses, elles mettront l'affection dans les meilleures conditions pour guérir le plus rapidement possible, souvent tout aussi vite que par les cautérisations et du moins sans qu'on ait la crainte, par suite de leur emploi, de voir survenir ces complications malheureuses qui éternisent la durée de la maladie et pour lesquelles des opérations doivent être mises en usage.

INDEX BIBLIOGRAPHIQUE

Escalaïs. — Thèse de 1883. Traitement de l'ophthalmie des
   nouveau-nés par l'acide phénique.
Camboulide. — Thèse de 1883. Complication de la conjonctivite
   granuleuse chronique et son traitement.
Péchin. — Thèse de 1883. Traitement de la conjonctivite puru-
   lente grave.
Collach. — Thèse de 1883. Essai sur le traitement de la con-
   jonctivite granuleuse chronique grave.
Auvray. — Thèse de 1883. Essai sur la conjonctivite granu-
   leuse.
Fieuzal. — Mémoire sur la prévention de la cécité.
De Wecker. — Thérapeutique oculaire.
Abadie. Desmarres. — Traité des maladies des yeux.

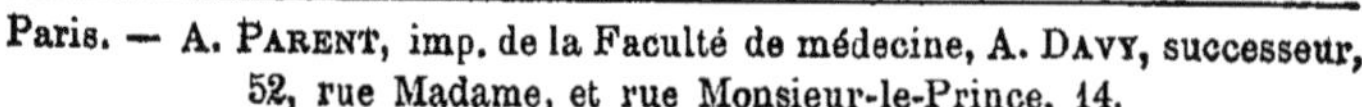
Paris. — A. Parent, imp. de la Faculté de médecine, A. Davy, successeur,
52, rue Madame, et rue Monsieur-le-Prince, 14.

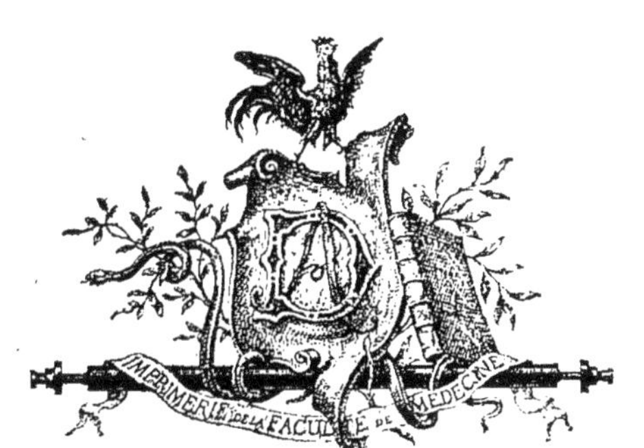
IMPRIMERIE DE LA FACULTÉ DE MÉDECINE